AF475381

ASSOCIATION FRANÇAISE

POUR

L'AVANCEMENT DES SCIENCES

FUSIONNÉE AVEC

L'ASSOCIATION SCIENTIFIQUE DE FRANCE

(Fondée par Le Verrier en 1864)

Reconnues d'utilité publique

CONGRÈS DE LYON

(2-7 Août 1906)

12e SECTION (SCIENCES MÉDICALES)

Président M. le Professeur TEISSIER

TUBERCULOSE DU GROS INTESTIN

Indications de l'intervention chirurgicale

RAPPORT PRÉSENTÉ

Par M. Ed. LOISON

Médecin major de 1re classe,
Professeur agrégé du Val-de-Grâce.

PARIS

AU SECRÉTARIAT DE L'ASSOCIATION

Hôtel des Sociétés savantes

28, RUE SERPENTE, 28

1906

TUBERCULOSE DU GROS INTESTIN

Indications de l'intervention chirurgicale

PAR

M. Ed. LOISON

Médecin major de 1re classe,
Professeur agrégé du Val-de-Grâce.

Après la tuberculose pulmonaire, dit Verliac[1], la tuberculose intestinale est de beaucoup la plus fréquente des localisations du bacille de Koch.

Envisagée sous ce point de vue exclusif, la question présente un intérêt général pour le médecin et peut donner lieu à des considérations intéressantes sur la pathogénie et la prophylaxie de l'affection. Mais laissons à l'hygiéniste le soin d'étudier ces faces du problème, et contentons-nous de rechercher quelle part le chirurgien peut prendre à la lutte qui s'organise de tous les côtés, pour combattre le fléau moderne.

On ne peut plus dire avec Louis, et plus récemment avec Klebs, que la tuberculose intestinale est toujours consécutive à la tuberculose pulmonaire, et provient, soit de l'infection sanguine secondaire, soit de l'inoculation directe de la muqueuse, par les bacilles de Koch déglutis avec les crachats. Cette forme existe ; elle se rencontre chez les tuberculeux avérés, mais elle se diffuse plus ou moins sur toute l'étendue du tractus intestinal et reste du domaine médical.

L'analyse de nombreux faits récents prouve que les premiers symptômes peuvent se montrer du côté de l'intestin et que l'origine de la maladie doit être rapportée à l'hétéro-infection, par ingestion de divers aliments recélant le germe spécifique.

L'influence des diarrhées négligées joue le même rôle que les rhumes négligés, pour favoriser l'inoculation de la muqueuse, ainsi que l'a fait remarquer Fonssagrives, et cette diarrhée prétuberculeuse permet d'expliquer la répartition des lésions sur l'intestin.

Mais plus souvent qu'on ne le pensait autrefois, l'affection se trouve limitée au gros intestin, occupant des points particuliers de celui-ci, constituant alors des foyers de tuberculose localisée, rentrant dans le domaine des tuberculoses chirurgicales.

Ce sont ces dernières formes seules que nous allons considérer ; nous étudierons rapidement leurs localisations les plus fréquentes et les aspects variés sous lesquels elles se présentent ; nous essayerons surtout d'exposer l'état de nos connaissances actuelles sur les indications du traitement

[1] *Revue de la Tuberculose*, p. 459, 1904.

chirurgical, et de faire ressortir les avantages que peut retirer le patient des diverses interventions opératoires préconisées.

Nous laisserons toutefois de côté les lésions du segment ano-rectal qui ont une physionomie spéciale et réclament une thérapeutique particulière.

I. Etude anatomo-pathologique

L'étude des tuberculoses localisées du gros intestin est toute d'actualité et a pu faire des progrès notables dans ces dernières années, grâce aux biopsies rendues possibles par de nombreuses interventions chirurgicales.

Les deux extrémités du gros intestin, cæcum et rectum, sont les sièges d'élection des lésions. Cela tient à la stagnation plus prolongée des matières fécales dans ces régions et, d'autre part, à ce que c'est précisément au niveau de ces points que se rencontrent communément les ulcérations résiduelles des diarrhées et dysenteries chroniques, qui peuvent servir de porte d'entrée au bacille de Koch.

La localisation peut aussi se faire au niveau des angles du côlon, ou sur une autre partie de son trajet ; mais ce sont là des cas exceptionnels et quelques rares observations seulement en ont été publiées.

1° Tuberculose iléo-cæcale. — La tuberculose de la région iléo-cæcale est la plus fréquente ; c'est celle qui a été le plus étudiée dans le cours des dernières années et qui se trouve la mieux connue.

Au point de vue anatomo-pathologique, nous n'en décrirons que deux formes : la *forme ulcero-caséeuse* et la *forme hypertrophique*.

Nous allons rapidement en retracer les principaux caractères et, chemin faisant, nous tenterons de montrer que les nombreuses autres formes décrites par les auteurs, en tant qu'entités spéciales, ne sont que des variétés évolutives des deux types originels.

a) *Forme ulcéro-caséeuse.* — On constate des ulcérations de nombre, de dimensions et de profondeur variables, occupant à la fois la muqueuse du cæcum, de l'appendice et de la terminaison de l'iléon ; ou bien ces ulcérations, en quantité plus restreinte, se rencontrent seulement sur l'un ou l'autre des segments précités du tube digestif. Généralement, c'est au niveau de la valvule de Bauhin que confluent les lésions, mais elles peuvent très bien se trouver cantonnées dans le cul-de-sac cæcal ou l'appendice, ainsi que de nombreuses observations l'ont démontré.

Les tubercules localisés tout d'abord dans le derme de la muqueuse, s'ouvrent ensuite dans l'intestin et donnent lieu aux ulcérations.

Ces dernières vont continuer à s'étendre en surface, par érosion progressive ou par caséification des tissus avoisinants ; elle peuvent également gagner en profondeur, par le même mécanisme, et entraîner des perforations de l'intestin. Ces perforations auront une gravité toute différente, selon qu'elles se feront dans un péritoine libre ou préalablement cloisonné. Dans le premier cas, ce sera l'éclosion rapide d'une péritonite diffuse, avec toutes ses conséquences ; elle est, il est vrai, exceptionnelle, si même elle existe dans les tuberculoses localisées que nous étudions, elle se rencontre plutôt dans les tuberculoses généralisées, chez les malades cachectiques, dont les tissus n'ont plus une réaction de défense suffisante.

Le plus souvent, ainsi que le font remarquer Oppenheim et Laubry[1], « lorsque cette perforation survient, les adhérences protectrices ont antérieurement déterminé la formation d'un pseudo-kyste péritonéal, limité par des anses intestinales, l'épiploon, le péritoine pariétal, différents viscères de l'abdomen ou du petit bassin, cavité dans laquelle vient s'épandre le contenu de l'intestin ». La *variété entéro-péritonéale* devient ainsi la *variété purulente enkystée ;* cette dernière peut elle-même continuer à évoluer et donner naissance à la *variété fistuleuse purulente ou pyo-stercorale*, lorsque le pus s'est créé une issue au dehors et que les matières fécales s'écoulent par le trajet.

Mais avant le stade de perforation, les lympathiques ouverts à la surface de l'ulcération se laissent pénétrer par les bacilles de Koch et autres microbes associés; d'où réaction plus ou moins forte des ganglions tributaires. Dans certaines formes de tuberculose du cæcum, avec des lésions minimes de l'intestin, on aura ainsi des adénites tuberculeuses précæcales développées, qui constitueront la *variété ganglionnaire* de la tuberculose du gros intestin. Gérard-Marchant, entre autres, a rapporté trois observations de ce genre[2]. Malheureusement l'extension de l'infection par les lymphatiques est fréquemment moins limitée et les ganglions mésentériques, de même que les préaortiques sont aussi envahis.

De même le processus ulcératif pourra parfois, en gagnant en profondeur, ouvrir un vaisseau d'un certain calibre et donner lieu à des selles sanglantes, réalisant la *variété hémorragique* de certains auteurs. C'est là une complication rare de la tuberculose du gros intestin ; elle se rencontre plus souvent lorsque les ulcérations occupent une anse grêle.

Sous l'influence d'une thérapeutique appropriée ou d'une réaction favorable de l'organisme, le travail de destruction peut s'arrêter et la réparation des désordres s'ensuivre. Une pièce de tissu cicatriciel vient combler la perte de substance plus ou moins étendue. Si elle est petite, il n'en résultera rien de fâcheux ; si elle est grande, au contraire, et surtout si elle a une forme circulaire et siège au niveau de la valvule iléo-cæcale, un rétrécissement à stricture variable vient accuser sa présence par l'apparition de manifestations spéciales qui dominent le tableau clinique et constituent la *variété sténosante.*

L'ulcération peut occuper un point limité du cæcum, et à mesure que le travail destructeur se fait, un travail profond d'édification, de défense, s'installe, et il se constitue, autour et sous la perte de substance, une infiltration hyperplasique localisée des tuniques intestinales, formant dans la paroi une plaque de blindage partiel, qui peut aussi gêner le cours des matières, si elle siège sur l'une des lèvres de la valvule. Richelot[3] a appelé l'attention, un des premiers, sur cette variété de *tuberculome circonscrit* du cæcum.

Cette variété établit la transition entre la forme ulcéreuse et la forme hypertrophique.

[1] *Arch. gén. de méd.*, t. I, p. 641, 1899.

[2] Société de chirurgie de Paris, 24 janvier 1900.

[3] Société de chirurgie de Paris, 23 mars 1892.

b) *Forme hypertrophique.* — Sa connaissance est relativement récente. Elle a été bien décrite, pour la première fois, par Pilliet et Hartmann[1]. Bouilly[2] en a opéré le premier cas en France. Depuis, de nombreuses observations en ont été rapportées par différents auteurs.

Les caractères en ont été bien fixés par le professeur Dieulafoy[3], dans une magistrale leçon. La lésion débute encore, le plus souvent, par le cæcum, dans le voisinage de la valvule de Bauhin, s'étendant ensuite plus ou moins haut sur le côlon, pouvant laisser indemne la terminaison de l'iléon, de même que l'appendice. Dans cette forme fibreuse et hypertrophique, les ulcérations n'occupent qu'une place insignifiante. Il semble qu'il s'agisse d'une des manifestations de la *tuberculose inflammatoire* sur laquelle a tant insisté le professeur Poncet, aux travaux duquel nous devons d'avoir attiré, dans ces derniers temps, l'attention sur le polymorphisme de la tuberculose.

L'affection se présente sous deux formes : *sténosante* et *non sténosante*, selon que l'hypertrophie est concentrique, excentrique ou mixte.

A la coupe, on reconnaît immédiatement une hypertrophie énorme de la paroi, qui peut atteindre jusqu'à 3 et 4 centimètres d'épaisseur. La surface de section, d'aspect lardacé, est parfois infiltrée de tubercules en voie de ramollissement ou de caséification. Fréquemment la surface externe du cæcum est engainée dans une gangue scléro-lipomateuse dure, qui lui adhère intimement. La surface interne muqueuse est irrégulièrement vallonnée, présentant parfois l'aspect de la rectite hypertrophique proliférante, ainsi que l'a signalé Delbet[4].

La sténose peut être annulaire, occupant dans ce cas la valvule transformée en un orifice étroit, à bords rigides, admettant à peine la phalange terminale de l'index (Chaput).

Elle peut être canaliculaire, s'étendant sur toute la longueur du cæcum et une partie du côlon ascendant, constituant un canal tortueux, à parois rigides, mesurant de 8 à 10 centimètres de long, du diamètre d'une plume d'oie ou d'un crayon, comme le fait est signalé dans diverses observations.

L'appendice peut être fusionné avec le bloc cæcal ou rester libre; il peut être intact, ou présenter lui-même des lésions hypertrophiques. D'après certains auteurs, la tuberculose iléo-cæcale débuterait fréquemment par l'appendice, et on ne se rend compte de la fréquence de cette localisation, que si l'on examine systématiquement tous les appendices enlevés par le chirurgien, comme l'ont fait Letulle et Weinberg. Localisée d'abord à la muqueuse, dit Bouglé[5], la tuberculose gagne toute l'épaisseur des parois, puis se propage aux organes voisins, aux ganglions, au cæcum, à l'iléon, au péritoine, ainsi qu'on a pu le constater dans plusieurs cas où, après une appendicectomie faite à froid, la cicatrice est devenue fistuleuse ultérieurement, une induration profonde s'est développée et une nouvelle intervention a permis de constater l'extension des lésions.

2° Tuberculose du côlon. — C'est surtout la forme hypertrophique que

1 *Bull. et Mém. de la Soc. anal. de Paris*, p. 471, 1891.
2 Congrès français de chirurgie, Paris, 1889.
3 *Semaine médicale*, p. 329, Paris, 1902.
4 Société de chirurgie de Paris, 21 juin 1905.
5 *Arch. gén. de méd.*, t. I, p. 263, 1903.

l'on peut rencontrer sur les différents points de l'étendue du côlon, particulièrement au niveau de ses angles droit et gauche et surtout sur l'S iliaque. Les observations de ces localisations sont beaucoup plus rares que pour le cæcum; mais il est probable, ainsi que le font remarquer Bérard et Patel [1], que beaucoup de rétrécissements de l'anse sigmoïde en particulier, qualifiés d'inflammatoires, et sur lesquels l'attention a encore été appelée récemment à la Société de Chirurgie de Paris (mars 1906), ont pour origine des lésions tuberculeuses, ou ont été secondairement infectées par le bacille.

Bezançon et Lapointe [2] ont décrit des lésions tuberculeuses diffuses, amenant des rétrécissements multiples du gros intestin.

Sur le trajet des côlons, la tuberculose semble déterminer une moins grande hypertrophie des parois, qu'au niveau du cæcum et du rectum.

3° Tuberculose du rectum. — Sur ce segment terminal du tube digestif, c'est encore la forme hypertrophique qui prédomine et semble constituer la majorité des rétrécissements du rectum, mis autrefois sur le compte de la syphilis. Leur nature tuberculeuse a été démontrée par Sourdille [3], puis par Hartmann et Toupet [4].

La réaction périphérique scléro-lipomateuse est ici très prononcée, comme au niveau du cæcum. La muqueuse est fréquemment bourgeonnante, et la lésion décrite sous le nom de rectite proliférante et sténosante, par Delbet et Mouchet [5], ne serait qu'une variété de tuberculome rectal.

Souvent, la lésion est diffuse et peut remonter jusqu'à l'S iliaque et le côlon descendant.

On a aussi signalé l'existence de rétrécissements cicatriciels sur le rectum, consécutifs à des ulcérations tuberculeuses. Ils sont assez peu fréquents et se traduisent par une bride ou un éperon fibreux, faisant une saillie limitée dans la lumière de l'intestin.

II. — Diagnostic clinique

« Les tuberculoses du gros intestin, disent Bérard et Patel, se révèlent par un ensemble de signes qui sont sous la dépendance, les uns de l'évolution particulière des lésions à ce niveau, les autres du rôle physiologique spécial dévolu à ce segment du tube digestif. »

Le plus souvent, le diagnostic est très difficile, pour ne pas dire impossible, à établir d'une façon certaine; on ne fait, d'habitude, qu'un diagnostic symptomatique, et ce n'est que l'examen histologique de la pièce enlevée, ou la marche ultérieure de l'affection qui permet d'affirmer la tuberculose.

L'évolution étant essentiellement lente, le malade commence généralement par souffrir, pendant plusieurs années, de troubles intestinaux

1 *Formes chirurgicales de la tuberculose intestinale*, p. 68, Masson, 1905.
2 *Presse médicale*, 18 mai 1898.
3 *Archives générales de médecine*, 1895.
4 *Semaine médicale*, p. 129, 1895.
5 *Arch. gén. de médecine*, p. 513, novembre 1893.

variés, présentant des alternatives de constipation et de diarrhée, et accusant une douleur plus ou moins nette, au niveau de la fosse iliaque droites, des hypocondres, de l'épigastre, de la fosse iliaque gauche, ou bien des irradiations au niveau des lombes, du bas-ventre ou des membres inférieurs, avec épreintes et ténesme, selon la localisation de la tuberculose.

Dans cette *première période*, *période de début*, ou *période latente*, les différents troubles fonctionnels ne sont autres que ceux de l'appendicite, de l'entéro-colite ou de la rectite.

Vient alors la *deuxième période* ou *période d'état*, *période de tumeur*. On constate, par la palpation, une tuméfaction plus ou moins appréciable et de forme variable, sur une partie du gros intestin, lorsqu'il s'agit de la forme hypertrophique; il en est de même dans les cas de forme ulcéreuse, à tendance perforante, quand la réaction de défense amène une péritonite partielle, ou lorsque les ganglions tributaires de la région sont envahis et hypertrophiés. Des symptômes d'obstruction partielle ou totale peuvent alors se manifester, en même temps que les douleurs augmentent et que l'état général s'altère de plus en plus.

Le toucher rectal, la palpation de l'S iliaque, du cæcum, du trajet des côlons, pourra permettre de sentir une tumeur dure, un peu bosselée dans certains cas, mobile ou fixée à la profondeur; mais si la tumeur siège au niveau des angles du côlon, il sera difficile de la percevoir.

On ne devra pas oublier que le cæcum peut occuper des positions un peu variables, quoique normales, et que même il peut se trouver dans des situations tout à fait atypiques, bien décrites les unes et les autres dans la thèse de Belgrand[1], avant de conclure qu'il ne s'agit pas d'une lésion de ce segment intestinal. De même la partie moyenne du côlon transverse et l'S iliaque, selon la longueur de leur méso, pourront être rencontrées plus ou moins aberrantes dans l'abdomen.

La tumeur est décelée; elle est rapportée à un segment quelconque du gros intestin; il y a lieu maintenant de déterminer sa nature. S'agit-il d'un cancer, d'une tuberculose, d'un syphilome, ou d'une simple néoplasie inflammatoire? ou même d'autre chose?

L'étude des commémoratifs, des lésions associées, de l'évolution de l'affection, pourra être évidemment de quelque secours. Le cancer particulièrement a une marche beaucoup plus rapide que la tuberculose. Mais on ne sera en état d'affirmer l'existence de cette dernière que si l'on constate une autre manifestation tuberculeuse, du côté du poumon par exemple, ou bien si l'on trouve le bacille de Koch dans les selles, si le séro-diagnostic d'Arloing-Courmont est positif, ou si l'injection de tuberculine de Koch amène la réaction caractéristique, comme dans un cas de Billroth. L'emploi de la tuberculine n'étant pas sans danger, on fera bien d'y renoncer, et de se borner aux autres moyens de diagnostic.

Le malade n'arrivera pas toujours à la *troisième période*, en raison de la cachexie rapide entraînée par l'entérite tuberculeuse. En cas de survie, la cicatrisation peut se faire, s'il s'agit de lésions ulcéreuses, et un rétrécissement cicatriciel de la valvule de Bauhin, ou du rectum, plus rarement des autres segments, peut en être la conséquence. C'est alors l'ob-

[1] Th. de Paris, 1904.

struction chronique, avec ses symptômes spéciaux qui s'établit progressivement, ou bien, mais plus rarement, l'obstruction aiguë est engendrée par la survenance d'une invagination subite.

Cette évolution est possible, mais elle est tout à fait exceptionnelle et, c'est dans les cas de tuberculose hypertrophique et concentrique du cæcum que l'on verra plutôt se manifester l'obstruction chronique.

Une autre conséquence de la forme ulcéreuse est la péritonite diffuse qui se déclare brusquement, à la suite d'une perforation en péritoine libre ; ou bien comme il y a généralement des adhérences établies, ce sont les abcès au voisinage de la tumeur, ou bien les fistules purulentes ou pyo-stercorales qui attireront l'attention, pourront donner le change et égarer le diagnostic, si l'on n'a pas le soin de pratiquer l'examen bactériologique du pus.

A cette période il faudra encore établir le diagnostic différentiel avec le cancer, et les inflammations chroniques, car elles peuvent entraîner les mêmes complications que le tuberculome.

Comme on le voit, d'après ce rapide exposé, à toutes les périodes de la maladie, et quelle que soit sa localisation, le diagnostic reste souvent hésitant.

III. — Indications opératoires

Doit-on intervenir chirurgicalement pour traiter ces tuberculoses localisées? Tous les cas sont-ils justiciables d'une opération, ou quels sont ceux dans lesquels il faut s'abstenir?

Ce sont là les points importants de la question que nous avons à étudier. Il est en effet très expédient que les médecins sachent bien quels secours ils peuvent attendre du chirurgien, et ce dernier ne doit pas de son côté, sous prétexte qu'une opération est pratiquement possible, s'engager dans son exécution, sans des raisons valables, et sans pouvoir escompter un bénéfice appréciable de son intervention.

A. Opérations de nécessité. — Il faut commencer par mettre hors de discussion un certain nombre d'opérations, dites de nécessité, que l'on doit, au besoin, exécuter chez tous les malades, à moins que leur état absolument désespéré les rende incapables de résister à un traumatisme même faible.

L'obstruction aiguë ou chronique, par exemple, nécessitera l'établissement d'un anus artificiel placé au-dessus de l'obstacle.

Le développement d'une péritonite suppurée diffuse, ou la survenance d'un abcès enkysté pourront indiquer la pratique d'une laparotomie plus ou moins restreinte, pour donner issue au pus. Mais l'intervention dirigée contre ces complications sera moins urgente que la précédente; elle pourra être différée ou contre-indiquée par l'état général, l'existence d'une tuberculose pulmonaire avancée, ou l'atteinte sérieuse et irrémédiable d'un autre viscère essentiel.

Généralement l'hémorragie provenant de l'ulcération d'un vaisseau de la paroi intestinale cédera au traitement médical; sinon il y aura lieu de songer à pratiquer un anus artificiel au-dessus de la lésion, et à faire dans le bout inférieur des irrigations avec des liquides hémostatiques.

B. Opérations de circonstance. — L'accord est moins unanime entre médecins et chirurgiens, dans les cas de tuberculose ulcéreuse simple, ou de tuberculose hypertrophique n'entraînant pas un danger de mort immédiate.

C'est alors une opération préventive en quelque sorte que l'on est appelé à exécuter, pour arrêter l'extension locale des lésions ou empêcher leur généralisation.

C'est dans ce même but que l'on préconisait autrefois l'exérèse immédiate et radicale de tout foyer tuberculeux diagnostiqué, si les conditions anatomiques et physiologiques de la région permettaient cette intervention.

On pratiquait l'amputation immédiate d'un segment de membre; on réséquait les articulations; on excisait ou on ouvrait, curetait, abrasait largement tous les foyers tuberculeux. C'était la période de la chirurgie radicale contre la tuberculose, dont on est revenu dans ces derniers temps, pour lui substituer les méthodes conservatrices de la ponction, avec injections modificatrices, de la révulsion, de l'immobilisation, etc.

La tuberculose n'a pas une marche inéluctablement fatale, comme le cancer; contre ce dernier, il faut engager une lutte désespérée et tout tenter; pour combattre la première, on doit apporter plus de tempérament à la lutte.

En attendant la découverte d'un sérum antituberculeux efficace, nous devons souvent nous borner à ne pas troubler la nature dans son effort spontané de défense, nous contenter de faire le nécessaire pour l'assister et rien de plus.

On a reconnu que la plupart des tuberculoses localisées sont curables, par l'emploi judicieux de la médication générale et le repos de l'organe atteint, si les lésions ne sont pas trop avancées et si les microbes de l'infection secondaire ne sont pas venus associer leur action néfaste à celle du bacille de Koch.

Dans la tuberculose du gros intestin, cette dernière influence existe malheureusement dans la plupart des cas, puisque les ulcérations de la muqueuse peuvent constituer toute la maladie, ou viennent souvent compliquer la forme hypertrophique. Nous verrons cependant que certaines opérations conservatrices sont capables de permettre la régression de la lésion locale, sans nécessiter d'exérèse, et en faisant, par conséquent, courir le moins de danger à la vie du malade. En mettant au repos le segment d'intestin envahi, les ulcérations peuvent se cicatriser, le tuberculome hypertrophique peut régresser, les ganglions diminuent de volume et, les bacilles étant enkystés au milieu de tissus cicatriciels, la lésion passe tout au moins à l'état latent.

Par l'emploi d'un traumatisme restreint, on évite le coup de fouet donné parfois à une tuberculose méningée, pulmonaire, rénale ou autre, qui a passé inaperçue jusqu'alors et qui peut progresser rapidement à la suite du *shock* que produit sur l'état général une intervention d'exérèse importante. On évite en outre les dangers immédiats inhérents à toute opération sérieuse.

Avant d'entreprendre une opération conservatrice ou radicale non urgente, il faudra pratiquer un examen minutieux et détaillé du malade et constater que les viscères essentiels n'ont pas de tare tuberculeuse, ou du moins que les lésions y sont peu accentuées et d'allure faiblement envahissante.

La coexistence d'une tuberculeuse pulmonaire constituerait une contre-indication absolue, à l'avis de certains médecins ; d'autres, au contraire, estiment que l'on peut passer outre, si un sommet seulement est envahi et si les symptômes pulmonaires, encore peu accentués, sont consécutifs à l'éclosion de la lésion intestinale. En pratiquant, dans ces cas, une exérèse radicale du foyer intestinal, on aurait chance d'amener la régression de la lésion pulmonaire. Mais il faut bien savoir que c'est une arme à deux tranchants que l'on manie et rien ne permet de présumer l'action favorable ou néfaste qu'aura l'intervention.

On devra se méfier des diarrhées rebelles et abondantes, qui coexistent généralement avec des ulcérations réparties sur une grande étendue du tube digestif.

Dans tous les cas, l'état général du malade pourra fournir des indications précieuses et, chez un sujet dont la nutrition se fait bien, on pourra décider l'intervention avec toutes les chances favorables.

Les aléas sont par conséquent assez nombreux ; les indications ne sont pas toujours très nettes et l'intervention nécessite une grande prudence.

IV. — Modes de l'intervention et ses résultats

Les cas d'intervention publiés sont déjà nombreux et leur relation est assez précise pour permettre d'en étudier les résultats. Il faut toutefois se défier, dans une certaine mesure, des statistiques établies au moyen de faits épars, car ici, comme ailleurs, tous les cas défavorables ne sont sans doute pas publiés, étant jugés, par leurs auteurs, dépourvus d'intérêt, du moment que le succès n'est pas venu justifier leurs espérances.

Nous laisserons de côté les opérations de nécessité pour n'envisager que les différentes opérations de circonstance que l'on a préconisées pour le traitement de la tuberculose du gros intestin ; elles peuvent se diviser en deux groupes : *opérations palliatives* ou mieux *adjuvantes* et *opérations radicales.*

A. Opérations adjuvantes ou palliatives. — Simplement destinées à seconder les efforts de la nature dans la lutte qu'elle a entreprise pour arrêter les progrès de l'invasion du bacille de Koch, lequel agit tantôt par son poison caséifiant et tantôt par son poison sclérosant, ainsi que l'ont montré les recherches d'Auclair [1] ; elles sont de deux sortes : *laparotomies* et *entérostomies.*

a) *Laparotomie.* — Elle constitue forcément le premier temps de toutes les opérations que nous aurons à décrire dans la suite ; mais elle peut aussi, à elle seule, représenter toute l'intervention.

Parfois le chirurgien se borne à pratiquer une simple laparotomie, parce que, le ventre ouvert, il reconnaît que les lésions ne sont pas extirpables.

[1] *Revue de la tuberculose*, p. 25, 1904.

Souvent, c'est systématiquement que la laparotomie simple a été faite, pour les tuberculoses du cæcum en particulier, qu'il s'agisse de la forme ulcéreuse ou de la forme hypertrophique. Les chirurgiens lyonnais sont plus ou moins partisans de ce mode de traitement qui leur a donné, à plusieurs reprises, de bons résultats, sans qu'il soit possible de fournir d'explication certaine de son mode d'action. Billon [1], élève de Poncet, émet à ce sujet diverses hypothèses, dont nous retiendrons les suivantes :

La laparotomie écarte les anses intestinales, brise de légères adhérences, ce qui modifie la nutrition ;

La décompression, résultant de l'ouverture de la paroi, provoque une hyperémie des anses. Elle a une action trophique sur les anses.

La condition d'emploi de la laparotomie, disent Bérard et Patel [2], est qu'on puisse refermer le ventre sans drainage. Nous nous rangeons à cet avis, si on trouve le péritoine libre ; mais si le cæcum induré est englobé par des adhérences supprimant complètement la cavité péritonéale à ce niveau, nous estimons au contraire, qu'après avoir dissocié le plus possible les tractus fibreux, pour libérer l'intestin sur la plus grande partie de son pourtour, il sera bon d'établir un tamponnement-drainage prolongé, à la gaze, autour de l'intestin libéré, de façon à amener l'assouplissement progressif du bloc fibreux. Nous nous sommes comporté de cette façon chez un malade opéré à l'hôpital militaire de Marseille, et avons obtenu un excelllent résultat.

b) *Entérostomies.* — Le chirurgien se propose de faire disparaître l'irritation incessante produite sur les lésions par le contact des matières, et tente de mettre au repos la partie envahie, en supprimant ses contractions. Le moyen est de dériver le contenu intestinal, de telle sorte qu'il ne passe plus par le segment intéressé.

Ou bien c'est l'existence d'un rétrécissement causé par une cicatrice ou une hypertrophie concentrique qui l'amène à pratiquer ces opérations de dérivation.

1° *Anus artificiel.* — L'anus artificiel établi sur l'iléon, le cæcum, l'S iliaque, suivant la localisation du foyer tuberculeux, permet d'arriver au but.

L'opération est d'exécution facile, et sa gravité est insignifiante ; toutefois elle établit une infirmité bien pénible et qui doit être supportée pendant longtemps, jusqu'à guérison complète des lésions.

Il faut donc réserver l'anus contre nature pour les opérations de nécessité et n'en faire que le premier temps d'une intervention plus complexe.

2° *Entéro-anastomose.* — L'entéro-anastomose permet d'obtenir le même résultat que l'anus artificiel, au point de vue de la dérivation du cours des matières et, de plus, elle n'engendre aucune infirmité pénible, puisque l'anus normal continue à remplir son rôle.

On peut pratiquer l'*entéro-anastomose simple* par la méthode de

[1] Th. Lyon, 1897.
[2] *Formes chirurgicales de la tuberculose intestinale*, p. 142, Masson, 1905.

Maisonneuve, en anastomosant l'iléon avec le côlon transverse ou l'S iliaque. Mais il est certain, qu'après cette opération, dans beaucoup de cas, sinon dans tous, ainsi qu'il résulte des discussions récentes, une partie du contenu intestinal pénètre dans l'anse d'où on a voulu la dériver.

Il faut donc faire plus et recourir à l'*entéro-anastomose avec exclusion*, si l'on veut éviter le contact irritant des matières sur les lésions et mettre au repos le segment intestinal malade.

L'*exclusion* sera *unilatérale* ou *bilatérale*, *fermée* ou *ouverte*.

Dans l'*exclusion unilatérale* on sectionne l'intestin en amont de la lésion et à une certaine distance, pour être sûr de se trouver en portion saine ; on suture le bout distal et on abouche le bout proximal en aval et également à une distance suffisante de la lésion, au niveau du côlon transverse, de l'S iliaque ou du rectum.

Ce mode d'exclusion unilatérale a des inconvénients ; il peut permettre le reflux et l'accumulation des matières fécales dans la partie exclue et entretenir l'irritation des lésions ; il peut, en sens inverse, rendre possible l'extension de la tuberculose aux parties de l'intestin situées en aval de la nouvelle bouche anastomotique. Certains faits publiés dans la littérature démontrent la réalité de ces influences nocives, tandis que nombre d'autres témoignent de l'excellence des résultats obtenus.

L'*exclusion bilatérale* supprime incontestablement ces inconvénients, mais il faut rejeter l'exclusion bilatérale fermée qui amènerait de la rétention et adopter l'exclusion bilatérale *ouverte à un seul* ou *aux deux bouts*.

Par ces bouts abouchés à la peau, on peut agir au moyen de topiques divers sur les ulcérations de la muqueuse. On crée ainsi une infirmité, il est vrai, mais bien légère, car il ne s'agit plus là d'un anus contre nature donnant issue aux matières fécales, mais de simples fistules muco-cutanées à sécrétion généralement peu abondante.

On admet maintenant qu'il suffit d'aboucher un seul bout à la peau, le bout distal de préférence.

Ces opérations trouveront leur emploi dans les formes de tuberculose ulcéreuse et hypertrophique, simples ou accompagnées de rétrécissements ou de fistules purulentes ou pyo-stercorales.

Elles seront considérées comme des opérations définitives, ou ne constitueront que des opérations préliminaires à une intervention radicale qui sera faite ultérieurement.

B. Opérations radicales. — « Des bacilles de Koch emprisonnés dans un coin de l'organisme, avec une réaction souvent insoupçonnée, pourront séjourner là des mois, des années, toute la vie, gardant leur virulence, et échappant à la destruction des éléments vivants. L'affection tuberculeuse existe là à l'état latent, et il suffira parfois d'une cause fortuite, pour la voir se développer avec toutes ses conséquences[1]. »

Voilà le résultat auquel on arrive et les dangers ultérieurs auxquels

[1] Auclair, *Revue de la tuberculose*, p. 25, 1904.

on s'expose par l'emploi des opérations adjuvantes précédemment décrites.

Il ne faut toutefois pas se laisser illusionner par ce terme de radical donné aux interventions dont nous allons maintenant nous occuper ; car forcément on laisse des bacilles dans l'économie, ne serait-ce que dans les ganglions tributaires, et si ces bacilles ne pullulent pas immédiatement, sous l'influence du coup de fouet assez sérieux parfois donné à l'organisme par l'opération radicale, ils peuvent toujours se multiplier ultérieurement, sous l'influence d'une cause fortuite. C'est ainsi que nombre d'opérations dites radicales ont cependant été suivies de mort, à délai plus ou moins éloigné, par tuberculose abdominale, pulmonaire ou autre.

Entérectomie. — Le but est de supprimer aussi largement que possible toute la portion intestinale malade et de rétablir ensuite la continuité du tube digestif, en utilisant des procédés d'abouchements termino-terminal, termino-latéral ou latéro-latéral, sur lesquels nous n'avons pas à insister. En même temps on libère les adhérences que l'on rencontre, et on enlève les ganglions mésentériques ou mésocoliques tuméfiés.

L'entérectomie est l'analogue des résections articulaires. L'idée de l'éradication totale du mal est séduisante et les entérectomies ont été considérées comme l'opération idéale. Mais de nombreuses objections ont été faites à l'opération radicale : la lésion tuberculeuse peut guérir à moins de frais ; on risque d'enlever de simples lésions inflammatoires ; on n'est pas sûr de faire une opération complète; les vastes surfaces cruentées que l'on crée parfois et que l'on doit ensuite combler, si possible, par la péritonisation, prédisposent à l'infection par voie sanguine; certaines tumeurs tuberculeuses fortement adhérentes aux parois abdominales ou aux anses voisines, ou compliquées de multiples fistules purulentes ou pyo-stercorales constituent une contre-indication absolue.

L'entérectomie a été surtout faite dans les cas de tuberculose iléo-cæcale. Dans des cas où on s'est borné simplement à enlever l'appendice, ou à pratiquer une résection partielle du cæcum, une fistule s'est établie, et ultérieurement il a fallu intervenir à nouveau pour réséquer le cæcum et parfois une partie du côlon ascendant et de l'iléon.

Les observations de résection de tuberculome localisé sur les côlons ascendant, descendant ou transverse ou l'S iliaque existent en plus petit nombre; là aussi des cas de récidive au niveau des moignons intestinaux ont été signalés.

Quelle que soit la région envahie du gros intestin, l'*entérectomie* peut être faite *en deux temps* ou *en un temps*.

Si l'on opère en deux temps, on commence par pratiquer l'entéro-anastomose, avec exclusion bilatérale ouverte à un bout, dans une première intervention ; puis, plus tard, lorsque le cours des matières est bien rétabli, on n'a plus qu'à enlever le segment exclus préalablement désinfecté.

Ce mode de faire semble devoir être préféré à l'opération en un temps ; le shock opératoire est moindre, et parfois après le premier temps on peut voir les lésions régresser si complètement que le deuxième temps devient inutile.

Hartmann a conseillé récemment[1], à la suite de Mickulicz, une pratique un peu spéciale pour l'exécution de l'entérectomie. S'il existe des symptômes d'occlusion, au lieu de faire l'anus artificiel simple, il amène la lésion au dehors, fixe les deux bouts de l'intestin à la plaie de la paroi abdominale, puis résèque la partie malade. Il établit ainsi un anus artificiel, puis, quinze jours plus tard, il ouvre à nouveau le ventre, exécute l'entéro-anastomose des deux bouts et résèque l'anus artificiel.

S'il n'y a pas de symptômes d'occlusion, il opère également en deux temps, comme précédemment, sauf s'il s'agit du cæcum, où il opère en un temps.

Il se comporte, comme l'on voit, d'une façon inverse à celle de la plupart des opérateurs, faisant d'abord l'entérectomie et ultérieurement l'entéro-anastomose, au lieu de pratiquer tout d'abord l'entéro-anastomose, puis secondairement l'entérectomie.

D'opération de choix, l'entérectomie primitive tout au moins, nous semblant plutôt devoir être considérée comme une opération d'exception, la méthode d'Hartmann ne nous paraît pas mériter la préférence pour le traitement de la tuberculose intestinale.

Mais si les opérations radicales nous semblent pouvoir être différées ou même abandonnées, lorsqu'il s'agit du cæcum, des côlons et de l'S iliaque, il n'en est plus de même pour le rectum.

Contre la tuberculose ulcéreuse du rectum, une cæcostomie ou une sigmoïdostomie prolongée jusqu'à guérison des lésions constitue le traitement de choix, mais le rétrécissement cicatriciel ou le tuberculome hypertrophique ne sont justiciables que de la résection, opération que l'on exécutera après l'établissement d'un anus iliaque temporaire. Nombre d'observations attestent, en effet, que les tentatives de dilatation progressive ou les rectotomies interne et externe n'ont donné que des résultats fâcheux. L'entéro-anastomose même iléo-rectale n'étant généralement pas possible, et l'anus contre nature permanent ayant de multiples inconvénients, mieux vaut tenter la résection dans ces cas, si l'état du malade et l'extension des lésions le permettent. Une fois la fonction rétablie, si la récidive ne se produit pas, on fermera l'anus artificiel.

Telles sont rapidement exposées les différentes interventions que peut nécessiter le traitement de la tuberculose des différents segments du gros intestin.

Il est très difficile de comparer leur valeur au point de vue du résultat définitif et l'on ne peut même juger qu'approximativement leur gravité immédiate qui dépend beaucoup de l'état du malade au moment de l'intervention.

Nous trouvons dans la thèse de Crouzet[2] les chiffres suivants que nous donnons à titre de simple indication ; ils ne concernent que la région iléo-cæcale :

10 Cas traités par la laparotomie simple ont donné 3 morts, soit 30 pour 100 de décès ;

[1] Société de chirurgie de Paris, 2 novembre 1904.
[2] Th. de Lyon, 1905.

17 cas traités par l'entéro-anastomose n'ont entraîné aucun décès; chez deux de ces malades on dut faire secondairement l'exclusion;

27 cas d'exclusion ont fourni 4 morts, soit 14,8 pour 100 de décès;

71 cas opérés par la résection totale furent suivis de 16 morts, soit 22,5 pour 100 de mortalité.

D'après cette statistique, abstraction faite de la laparotomie simple, ce serait l'entérectomie qui entraînerait la mortalité la plus élevée, mais ce n'est pas là l'unique raison qui doit inspirer le chirurgien pour rejeter, dans la généralité des cas, cette intervention, ainsi que nous avons tenté de le montrer.

Lyon. — Imp. A. Rey et Cie, 4, rue Gentil. — 42704

153

www.ingramcontent.com/pod-product-compliance
Ingram Content Group UK Ltd.
Pitfield, Milton Keynes, MK11 3LW, UK
UKHW020456220726
13923UKWH00006B/2576